AF590237

ADÉNOME ET CANCER HÉPATIQUES

ADÉNOME

ET

CANCER HÉPATIQUES

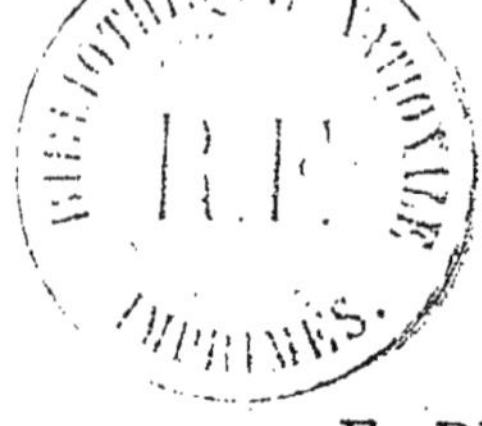

PAR

E. BRISSAUD

Extrait des *Archives générales de médecine*
(Numéro d'août 1885).

PARIS
ASSELIN ET HOUZEAU
LIBRAIRES DE LA FACULTÉ DE MÉDECINE
PLACE DE L'ÉCOLE-DE-MÉDECINE

1885

ADÉNOME

ET

CANCER HÉPATIQUES

I.

Pendant une trentaine d'années, l'adénome du foie n'a été qu'une curiosité anatomique. Simple lésion sans expression clinique, on ignorait à peu près tout de lui, sa provenance, ses transformations multiples, son analogie singulière avec les tumeurs épithéliales. A peine soupçonnait-on ce qui est vraiment sa raison d'être : la préexistence d'une cirrhose ; et l'on ne savait, en fin de compte, quelle place lui assigner dans les classifications. C'est, selon nous, à M. Sabourin que revient le mérite d'avoir exposé le plus clairement, sinon démontré, d'une part, l'origine inflammatoire de l'adénome, d'autre part, son étroite parenté avec le cancer (1). Malheureusement, il manquait à M. Sabourin (c'est lui-même qui nous le déclare) certains documents anatomo-pathologiques, les seuls qui fussent de nature à autoriser cette grave conclusion, que l'adénome, *production épithéliale*, est une étape intermédiaire entre les inflammations chroniques ou *cirrhôses* et le *cancer primitif* du foie.

Aujourd'hui, plus que jamais peut-être, les chirurgiens s'évertuent à prouver l'influence étiologique *occasionnelle*

(1) L'adénome du foie. Paris, 1881.

du traumatisme sur les tumeurs, sur le cancer en particulier. Pour ce qui est des tumeurs viscérales en général, et surtout de ce qu'on a appelé le cancer médical, par opposition aux cancers chirurgicaux, visibles et tangibles, la recherche de l'action vulnérante est toujours difficile. D'ailleurs, il est possible que cette action, très différente du traumatisme proprement dit, consiste le plus ordinairement dans une irritation persistante des tissus, dont la conséquence nécessaire serait un processus d'inflammation chronique, suffisamment caractérisé dans les glandes par la prolifération de l'épithélium et son retour à l'état embryonnaire, neutre, ou métatypique, comme on dit actuellement, en même temps que par l'apparition du tissu de cicatrice dans les acini.

Tel est, pour n'en citer qu'un exemple, le cas de la gastrite chronique dont les manifestations cliniques, à partir d'un certain âge, peuvent se confondre avec celles du cancer et tenir le diagnostic en suspens. Or, lorsque l'anatomie pathologique vient lever les doutes du clinicien, en lui faisant voir un cancer surajouté à la gastrite, n'est-il pas légitime de soupçonner que ceci a causé cela? — Il en est des cirrhoses comme de la gastrite chronique. Quelque apparence qu'elles revêtent, elles sont toujours capables de transformation cancéreuse, et, dans leur évolution vers la malignité, l'adénome est le trait d'union nécessaire.

Est-ce à dire que le cancer résulte fatalement d'un processus inflammatoire quelconque et n'ait plus sa spécificité? Il n'est pas question de cela. Mais ce qu'on peut admettre sans témérité, c'est que le cancer succède volontiers aux inflammations chroniques. C'est un fait de constatation journalière. Ainsi, en ce qui concerne le cancer hépatique primitif, on a commis plus d'une fois la faute de taxer d'inflammation secondaire la cirrhose qui avoisine ou enveloppe la tumeur. Assurément il existe au pourtour de tout néoplasme comme une auréole de parenchyme sclérosé; mais en y regardant de près, on s'aperçoit que cette soi-disant cirrhose irritative dépasse de beaucoup la périphérie de la tumeur, et même qu'elle s'étend le plus souvent à la totalité du viscère. C'est alors à une cirrhose généralisée que s'ajoute le cancer du foie, de la même façon que nous venons de voir le cancer de l'estomac s'ajouter quelquefois à la véritable gastrite chronique. D'autre part, il est vraisemblable qu'une cirrhose circonscrite puisse virer au cancer. En pareil cas il est difficile de savoir laquelle des deux lésions est primitive, car il y a identité presque parfaite entre la cirrhose primitive et la cirrhose secondaire.

Nous espérons justifier prochainement ces propositions par de nombreux exemples, mais nous ne nous occuperons, pour le présent, que des rapports de l'adénome hépatique avec le *carcinome*.

Depuis le mémorable *Traité des tumeurs* de Broca, le seul mot d'adénome éveille l'idée d'une production *glandulaire bénigne*.

L'adénome du foie est bien cela en effet, et il mérite son nom à tous égards. Le fait qu'il peut subir parfois la transformation cancéreuse ne suffirait même pas à le faire débaptiser ; ou bien il faudrait alors faire sortir de la catégorie des néoplasmes bénins toutes les tumeurs dites adénoïdes, dont le type est l'adénome du sein, qui, souvent, après de longues années de torpeur et de silence, actionné par on ne sait quelle influence occulte, se réveille soudain, s'agrandit, s'anime et devient définitivement cancer. On n'a donc pas le droit d'affirmer qu'un adénome sera toujours absolument bénin; mais c'est déjà beaucoup qu'il puisse l'être (ne fût-ce que par déférence pour notre nomenclature) pendant une grande partie de l'existence.

Ici, comme ailleurs, le criterium de la bénignité réside dans l'immunité des ganglions et dans la non-généralisation. Le mot de cancer, en effet, aujourd'hui exclusivement réservé au langage clinique, ne signifie plus autre chose que tumeur généralisée, ou compliquée d'envahissement ganglionnaire, ou, à la rigueur, presque fatalement destinée à cet envahissement. Ainsi la structure d'une tumeur, voire celle du carcinome, n'implique point sa malignité. L'adénome du foie en est la preuve. Dans le grand nombre de cas dont M. Sabourin a fait la plus complète analyse, il s'en trouve quelques-uns où l'adénome s'était transformé en carcinome. Mais le carcinome n'était là qu'une modalité histologique, sans la moindre importance clinique, attendu que les ganglions du hile hépatique avaient gardé tous les caractères de l'état sain.

Il n'en est pas moins vrai que cette évolution de l'adénome vers le carcinome permettrait toujours de présager des complications redoutables dans un avenir plus ou moins éloigné, si elle était cliniquement appréciable. Ce temps de répit, nécessairement indéterminé, qui s'écoule entre le moment de la formation carcinomateuse dans le parenchyme du foie et celui de l'envahissement des ganglions du hile par la même tumeur, appartient à l'histoire de l'adénome et non pas à celle du cancer. C'est là toute une période, ou même toute une forme de l'hépatite parenchymateuse, que M. Sabourin a étudiée avec la grande compétence qu'il apporte dans les questions de cet ordre. Mais jusqu'à ce jour, la période consécutive, la vraie période cancéreuse est restée sans description. L'occasion nous est offerte de combler cette lacune. Voici une observation anatomo-pathologique et histologique, dans laquelle on reconnaîtra un cancer hépatique primitif, avec généralisation ganglionnaire et viscérale, survenu à la suite d'une cirrhose vulgaire compliquée d'adénomes.

II.

Quelques mots d'abord sur le malade. Il s'agissait d'un petit vieillard de 72 ans, très maigre, très pâle, à la voix enrouée et à la peau écailleuse. Il était jardinier, travaillait par conséquent toujours au grand air et attribuait au soleil l'icthyose généralisée dont il était atteint. D'une santé excellente, il n'a jamais fait d'excès d'aucune sorte.

C'est pour des vomissements qu'il entra à l'hôpital au mois de novembre 1883. Ces vomissements se produisaient après les repas depuis quelques semaines; ils étaient donc surtout alimentaires; jusqu'à cette date ils n'avaient pas été sanguinolents. Les garde-robes étaient régulières. Elles n'ont jamais été décolorées ni mélaniques. L'urine ne contient ni albumine, ni bile, ni sucre.

Depuis que ces vomissements ont commencé, l'appétit a diminué. Le malade déclare qu'il a maigri et que, cependant, son ventre a grossi. L'augmentation de volume dont il s'agit n'est pas bien considérable; mais l'épigastre est endolori et l'on sent, en palpant cette région, une rénitence marquée, sans tumeur appréciable.

Pendant les trois premières semaines de son séjour à l'hôpital notre malade éprouva une légère amélioration. Les vomissements diminuèrent. Mais peu à peu la douleur épigastrique, l'anorexie, l'amaigrissement firent des progrès notables, et donnèrent bientôt à penser qu'il s'agissait d'un néoplasme gastrique. D'ailleurs, au bout d'un mois, la rénitence de l'épigastre s'était transformée en une induration véritable, occupant la partie la plus interne de l'hypochondre droit, où elle semble se continuer avec la face antéro-supérieure du foie. Cette induration dépassant la ligne médiane, empiète sur le côté gauche, de quelques centimètres seulement. Elle donne la sensation d'une tumeur plane, dure, sans limite précise en bas et à gauche. La palpation en est assez pénible au malade.

Il n'existe pas la moindre trace d'ictère; il n'y a pas non plus d'ascite, et les veines sous-cutanées abdominales n'ont pas augmenté de nombre ni de volume. Les battements du cœur sont bien frappés. La respiration est parfaitement pure. La température est normale, le pouls n'est pas fréquent, mais la langue est constamment sèche, rugueuse, quelquefois même tout à fait râpeuse. On porte le diagnostic : cancer gastro-hépatique, et on prescrit le régime lacté mitigé. Le malade demande à prendre quelques aliments qu'on lui accorde, les vomissements ayant disparu.

A partir de ce moment, tous les signes constatés et tous les symptômes qui avaient suggéré l'idée d'un cancer gastro-hépatique ne cessèrent de s'accentuer. La cachexie surtout fit des progrès très rapides, mais sans accidents nouveaux (pas de complications cardiaques, ni pulmonaires; pas d'œdème, pas d'ascite, pas de phlébites, pas de diarrhée, pas d'hémorrhagies). La tumeur épigastrique s'étendait, en quelque sorte, à vue d'œil, et prenait en même temps une dureté plus grande.

Il était, néanmoins, impossible de déterminer avec quelque précision ses limites inférieures, Le bord tranchant du foie est inaccessible, du moins il ne peut être saisi à travers les téguments, qui sont très épais et ont une consistance de caoutchouc. Les écailles épidermiques et les rugosités du derme ajoutent encore à la difficulté d'une palpation délicate, et, comme le ventre est assez dur dans sa totalité, on admet que la tumeur s'étale, de la région gastro-hépatique, vers le grand épiploon.

Malgré tout, le malade continue à manger, chaque jour, une petite quantité d'aliments, sans dégoût pour la viande ou les graisses. Il ne vomit plus, n'a toujours pas de fièvre; mais la langue est invariablement sèche et fendillée. L'intelligence est intacte. Les douleurs spontanées sont presque nulles, car le sommeil est calme et presque continuel. A ce sommeil succède un état comateux de plus en plus profond, et le malade s'éteint le 25 décembre, deux mois environ après son admission dans le service.

Nous signalerons encore une petite particularité qui n'est pas sans intérêt, étant donnée une cachexie cancéreuse. Depuis plusieurs années, il existait à la face externe de l'aile droite du nez un papillome de la grosseur d'un pois, sorte de cancroïde, sujet à s'excorier, et siège d'hémorrhagies légères. Cette petite production n'a jamais présenté la moindre tendance à l'envahissement; elle a cessé de grossir depuis trois ou quatre ans.

L'autopsie est la partie importante de cette observation; mais comme le compte rendu en est assez long, nous passerons sous silence les constatations qui n'ont pas trait à notre sujet.

A l'ouverture du ventre on remarque d'abord la parfaite intégrité de l'intestin tout entier, de l'estomac lui-même, enfin de l'épiploon qui avait semblé envahi en nappe par le cancer supposé de la région gastro-hépatique. On s'assure également que le péritoine ne renferme pas une goutte de liquide.

C'est le foie seul qui présente des altérations cancéreuses, et la disposition du cancer dans ce viscère rend compte de l'induration avec matité qui occupait l'épigastre. Il existe en effet, dans toute la moitié postérieure du lobe gauche du foie, une énorme tumeur qui a doublé le volume de ce lobe et fait descendre d'autant la moitié antérieure de l'organe. A gauche du ligament suspenseur on voit une énorme masse dure qui bombe sur la face supérieure du lobe gauche, si bien que celui-ci est devenu au moins aussi gros que le lobe droit. La masse en question n'a pas provoqué de périhépatite. C'est évidemment un bloc cancéreux. Il est d'un jaune rosé; ses limites, assez nettement arrêtées par la différence de consistance, le sont plus encore par la différence de couleur.

Le parenchyme hépatique est sclérosé dans sa totalité, et granuleux. Le premier examen fait supposer qu'il s'agit d'une cirrhose veineuse. Du reste, abstraction faite de la tumeur du lobe gauche, ce foie n'est pas très atrophié. Il pèse avec la tumeur 1,620 grammes. Les granulations qu'on distingue au-dessous de la capsule de Glisson sont de dimensions très variées. Les plus volumineuses sont de la grosseur d'un noyau de cerise; les plus petites sont comme des grains de chènevis. La couleur du tissu hépatique est brun foncé, sans infiltrations biliaire ou sanguine.

Une coupe verticale, divisant en deux la totalité du lobe gauche en passant par le milieu de la tumeur, fait voir ce qui suit : la surface de section de la tumeur est blanche; il s'en écoule un suc cancéreux extrêmement abondant. Quant au tissu de cette tumeur, il est dur et rénitent; ses limites sont bien moins nettes que ne le laissait croire l'aspect de sa surface extérieure. En effet, les parties blanches dont il se compose s'infiltrent dans le parenchyme hépatique cirrhosé sans que la démarcation soit, en aucun point, possible à établir. Ce cancer n'a pas d'enveloppe scléreuse. L'infiltration paraît se faire d'arrière en avant, et, d'une façon approximative, selon le trajet et la direction des veines sus-hépatiques. Du reste, cela n'est qu'une apparence, attendu que la tumeur est à peu près totalement dépourvue de vaisseaux sanguins. La partie la plus dure, la plus blanche, la plus abondamment pourvue de suc est la région postérieure du lobe gauche.

Le tissu hépatique, partout granuleux au même degré, est occupé, de place en place, par un grand nombre de masses adénomateuses parfaitement caractérisées. Ces masses ne sont pas plus abondantes au voisinage du cancer; elles sont uniformément réparties dans la totalité de l'organe. Leurs dimensions varient beaucoup. Ainsi, l'une d'elles, qui touche presque au gros bloc cancéreux, est grosse comme un petit œuf de poule. D'autres sont à peine du volume d'un noyau de cerise. Les plus importantes paraissent enkystées; elles sont constituées par une substance jaune, vieil or, selon la comparaison de Sabourin, molle, grasse, en somme très analogue à la moelle des diaphyses osseuses. Cette substance tient à peine à la paroi fibreuse et presque kystique qui l'enveloppe et elle s'échappe sous un filet d'eau. D'autres nodules adénomateux, identiques par leurs caractères essentiels, mais différents par le volume, remplissent tout le lobe gauche du foie. Il en existe certainement plus de cinquante de ce côté. On voit aussi un certain nombre de granulations cirrhotiques, surtout parmi les plus volumineuses, infiltrées d'une matière analogue à celle des grandes masses adénomateuses. On en voit d'autres qui sont moins jaunes et moins molles, et dont l'apparence est, sans préjudice de l'examen microscopique, assez voisine de celle de la grosse tumeur cancéreuse. On dirait des granulations de cirrhose en voie de transformation carcinomateuse.

La section du lobe droit montre des altérations analogues mais non absolument semblables. Sous le rapport du nombre des adénomes, l'identité est complète; sur une seule surface de section, on en peut compter quinze à vingt. Elles sont, en général, moins volumineuses qu'à gauche. En outre, elles sont presque toutes constituées par la substance jaune à l'apparence de moelle osseuse qui, dans le lobe gauche, n'existait que dans les adénomes les plus gros. Quant à la cirrhose, elle est la même que de l'autre côté, à cette différence près, que les granulations ne semblent pas avoir les mêmes tendances à la transformation carcinomateuse. Il y a bien des granulations (et ce sont les plus volumineuses) qui font saillie à la surface de la coupe et dont la couleur est plus jaune que le reste du tissu; mais leur consistance est moindre, et il semble plutôt que ces granulations soient destinées à prendre les caractères des adénomes jaunes et mous, qui sont aussi nombreux dans ce lobe que dans l'autre.

Ainsi, on remarque surtout, dans le lobe droit, la transition progressive entre la cirrhose et les formations adénomateuses, et dans le lobe gauche, la transition progressive entre les formations adénomateuses et le cancer.

Au niveau du hile du foie existe un groupe de cinq à six gros ganglions indurés, blancs, constitués par une substance identique à celle du cancer hépatique. D'ailleurs, la coupe de ces ganglions laisse écouler du suc cancéreux. En dehors de ce groupe isolé, il n'y a nulle part ailleurs de foyers secondaires.

Les poumons sont congestionnés à leurs bases, mais leur surface est parsemée, surtout dans la région antérieure, de nodules cancéreux, gros comme des fèves, adhérents à la plèvre avec laquelle ils glissent sur le parenchyme pulmonaire sans y pénétrer. Il s'agit donc d'une carcinose pleurale secondaire. D'ailleurs, ces nodules cancéreux ont exactement la même composition apparente que les ganglions du hile ou que la tumeur du lobe gauche du foie. Ils renferment du suc en quantité notable.

Les autres organes ne présentent pas de lésions grossières. La rate, en particulier, n'offre aucune altération en dehors d'une légère hypertrophie.

III.

Il est inutile d'insister sur le diagnostic anatomo-pathologique de ce cas. La dégénération cirrheuse du foie était, de toute évidence, antérieure au cancer. Les adénomes, d'autre part, ne présentaient, en dehors de leur grande abondance, nul caractère étranger à ceux que leur a assignés M. Sabourin. La masse cancéreuse elle-même pouvait être considérée, à première vue, comme une transformation carcinomateuse d'un conglomérat d'adénomes. Où donc résidait la particularité anatomique de notre observation? Dans le fait que les ganglions du hile du foie étaient dégénérés, ou plutôt hypertrophiés, indurés, de la même hypertrophie et de la même induration que le lobe gauche du foie. Cette dégénérescence réalisait l'adénopathie cancéreuse du *cancer clinique*. Incontestablement la grosse lésion hépatique était un carcinome; mais elle n'était, à proprement parler, un cancer, dans l'acception contemporaine de ce mot, que parce qu'elle se généralisait par la voie ganglionnaire. L'envahissement de la plèvre par des nodules de carcinome n'était pas indispensable pour la démonstration de la malignité, elle en était seulement une preuve de plus.

On remarquera encore que le cancer en question possédait au suprême degré les attributs cliniques de la malignité. Il a conduit notre malade à la cachexie dans un laps de temps relativement court, sans avoir cependant occasionné de perturbations mécaniques dans le jeu des organes.

Les vomissements n'ont duré que pendant quelques semaines, puis ils ont disparu *totalement*; l'anorexie même n'était pas un obstacle à l'alimentation, puisque le malade mangeait par raison, et de toutes choses, sans dégoût et sans préférences; il digérait assez facilement, n'avait pas d'ascite, pas d'ictère, en un mot, rien de ces troubles fonctionnels qui aggravent la situation générale et hâtent le dénouement. Il est mort uniquement de cachexie, de dyscrasie cancéreuse. Et ce cancer, malin au premier chef, n'était en somme, au point de vue purement anatomique, qu'une transformation de cirrhose granuleuse.

L'analyse microscopique n'a pu ajouter que peu de renseignements à ceux que fournissait l'examen à l'œil nu. Il faut, néanmoins, en indiquer les résultats principaux.

1° *La cirrhose* reproduisait un type excellent de cirrhose annulaire à grosses granulations. C'était une cirrhose bi-veineuse déjà ancienne, mais jusqu'alors insuffisante pour produire une atrophie des masses parenchymateuses. Ce qui restait des lobules était encore parfaitement sain; à peine remarquait-on, par places, un peu de dégénération ou de surcharge graisseuse des cellules hépatiques. En tout cas, un très petit nombre de celles-ci avaient subi l'atrophie par compression, que M. Sabourin a si bien décrite. Par conséquent, la fonction sécrétoire du foie, abstraction faite des obstacles à l'excrétion situés sur les différentes parties des voies biliaires (sclérose, adénomes, etc.), pouvait s'effectuer encore en pleine liberté.

Quant au tissu de sclérose, abondamment infiltré d'éléments jeunes, il conserve encore assez de laxité pour ne pas intercepter le cours de la bile ou du sang; partout les veines portes sont béantes; les veines sus-hépatiques des centres lobulaires sont en grande partie oblitérés; mais le système anastomotique des gros troncs sus-hépatiques avec les veines portes des petits et moyens espaces est assez développé pour expliquer l'absence de retard circulatoire, d'ascite et de dilatation du réseau sous-cutané abdominal. Dans les bandes scléreuses des espaces portes ou des parois épaissies des veines sus-hépatiques, circulent des capillaires biliaires à petites cellules pâles, mal rangées et sans gaine fibreuse. Ces conduits, peu nombreux, quelquefois anastomosés, sont évidemment d'anciennes travées de cellules hépatiques atrophiées par la sclérose envahissante. Ils n'ont rien de commun avec les vrais capillaires excréteurs de la périphérie des espaces sains, dont le revêtement épithélial a toujours une régularité caractéristique. Dans toute cirrhose, même dans les cirrhoses veineuses, on voit des réseaux semblables à ceux-là. Il est donc inutile d'en parler plus longuement. Ce qu'il importe seulement de remarquer, c'est qu'il n'y a, dans cette disposition de *pseudo-canalicules* biliaires, rien de commun avec ce qu'on observe dans la cirrhose hypertrophique biliaire de Hanot, ou même dans la cirrhose portobiliaire de Sabourin.

La description peut être brève aussi pour ce qui a trait à la *formation adénomateuse*. Nous dirons d'abord que la substance glandulaire est envahie, dans sa presque totalité, par ce processus, banal dans toutes les cirrhoses généralisées, que Kiener et Kelsch ont appelé hépatite nodulaire, et qui consiste dans une modification assez singulière de la disposition et de l'aspect général des travées cellulaires. Les cellules hépatiques sont gonflées, un peu moins granuleuses, et au lieu de former des colonnes épithéliales convergentes, dirigées vers la veine sus-hépatique de chaque lobule, elles s'agglomèrent dans des cylindres plus irréguliers, sinueux, souvent anastomosés, et très analogues, en somme, aux cylindres bourrés de cellules de l'épithélioma tubulé. On s'aperçoit aussi en y regardant de près, que les travées de cellules hépatiques ainsi modifiées sont bien effectivement des cylindres creux dont la lumière, obstruée en beaucoup de points par l'agglomération des éléments, persiste, en beaucoup d'autres, à l'état de conduit glandulaire : la meilleure preuve en est que cette cavité centrale des cylindres contient quelquefois de petits calculs.

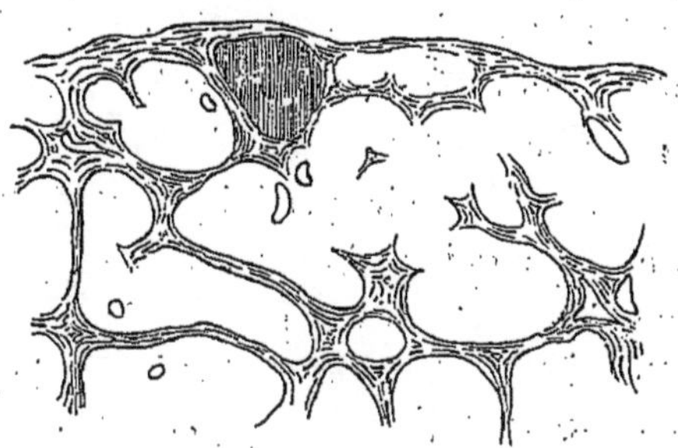

Fig. 1.

Aspect général de la cirrhose à un faible grossissement (1/0 Verick). L'espace ombré dans la partie supérieure de la préparation représente une portion de parenchyme hépatique envahi par le cancer.

Dans notre cas, les dilatations des cylindres hépatiques font de la presque totalité des lobules de véritables acini de glandes en tubes. On peut aussi constater dans la figure ci-jointe, que les noyaux des cellules sont en général plus voisins de la paroi du cylindre que du centre du conduit, ainsi que cela s'observe dans les vraies glandes en tubes; et que les cellules elles-mêmes sont disposées avec une régularité qui n'appartient guère aux trabécules hépatiques des foies normaux.

L'hépatite nodulaire, disons-nous, est généralisée, dans notre cas, à la presque totalité du foie. Cependant, c'est par groupes distincts et séparés les uns des autres que cette évolution s'accomplit nettement dans les travées cellulaires; et ces groupes sont généralement disposés de telle sorte qu'on aperçoit au centre de chacun d'eux un petit espace porte. En d'autres termes, la transformation du parenchyme hépatique en cylindres glandulaires ou en glande tubulée, se fait autour du vaisseau biliaire qui représente le canal central de cette nouvelle glande tubulée.

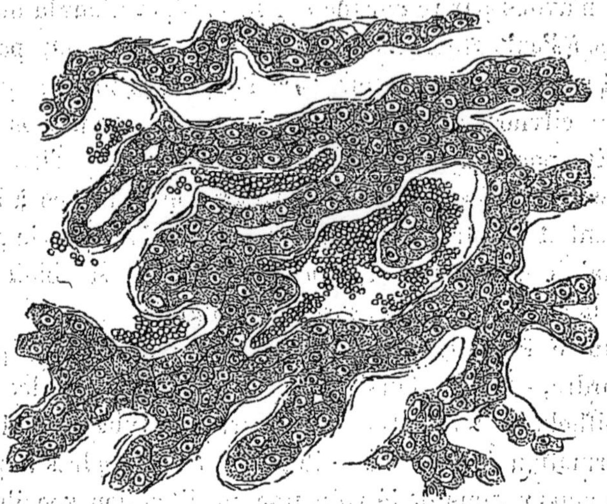

Fig. 2.

Aspect du parenchyme hépatique envahi par le processus désigné sous le nom d'hépatite nodulaire. Cylindres épithéliaux anastomosés, dans l'intervalle desquels circulent les capillaires sanguins, partiellement remplis de globules.

L'adénome, quelles que soient ses apparences, quelque variées que puissent être ses dimensions, sa couleur, sa confluence, dans les cas de cirrhose généralisée, est toujours la conséquence d'une hépatite nodulaire. Selon que les cylindres épithéliaux seront plus ou moins volumineux, plus ou moins fréquemment anastomosés, plus ou moins dilatés, plus ou moins infiltrés de tissu scléreux, enfin plus ou moins chargés de graisse, les aspects sous lesquels ils se présentent varieront notablement; ils varient même à l'infini, suivant les combinaisons innombrables de toutes ces conditions de structure; et c'est là précisément ce qui fait que l'étude de cette tumeur, aux dehors si multiples, est restée longtemps en retard sur l'anatomie pathologique de toutes les autres tumeurs. Notre cas démontre une fois de plus que les centaines d'adénomes, tous différents les uns des autres, que peut renfermer un foie cirrhosé, proviennent invariablement de l'hépatite nodulaire; ils ne sont même qu'un degré avancé de l'hépatite nodulaire avec la prédominance d'un ou de plusieurs caractères accessoires.

Nous n'avons pas remarqué sur nos préparations la moindre tendance à l'enkystement des masses adénomateuses; par conséquent nous n'avons pu constater l'existence de ce qu'on a appelé la cirrhose secondaire de l'adénome. Tous nos foyers d'hépatite parenchymateuse (et nous avons dit s'ils étaient nombreux!) manifestaient une propension marquée à l'envahissement et à la transformation sur place. En cela, le processus banal de cette forme d'hépatite épithéliale semblait donc, dès ses débuts, doué d'une sorte de malignité.

Un autre fait digne de remarque, et qui est à peu près de même ordre, consiste dans la rapidité avec laquelle les cylindres épithéliaux tendent ici à s'écarter du type normal. Cette transformation des travées cellulaires en cylindres implique, comme nous venons de le voir, une modification sensible des éléments hépatiques eux-mêmes. La bile continue à être sécrétée; donc les qualités du protoplasma ne sont pas profondément altérées; et, de fait, les granulations, la couleur, les réactions aux matières colorantes subsistent dans les cylindres. Les cellules, en d'autres termes, n'ont varié que par leurs rapports réciproques, et cela justifie la dénomination très heureuse d'*hépatome cylindrique* proposée par M. Sabourin, pour désigner les adénomes du foie. Mais, dans notre cas, l'altération des rapports réciproques des cellules est poussée à l'extrême. Ce ne sont pas toujours, en effet, des cylindres à lumière centrale que forment les anciennes trabécules hépatiques, mais des chapelets de kystes réunis entre eux par des cylindres. Tel groupe adénomateux, par exemple, ne sera qu'une tumeur polycystique, comparable (aux dimensions près) aux tumeurs kystiques du rein. M. Sabourin qui a vu de ces formations kystiques, les attribue à des dilatations des cylindres épithéliaux en amont d'obstructions calculeuses. Cette interprétation qui peut être vraie pour certains cas, ne l'est assurément pas pour tous ; il n'y a pas d'oblitération canaliculaire, dans aucune glande, qui soit capable de faire les kystes immenses dont il s'agit.

Nous croyons beaucoup plus sage d'admettre qu'il se passe là quelque chose d'identique à ce qu'on voit dans certaines tumeurs polymorphes de l'ovaire. L'épithélium de l'ovaire prolifère, et de cette prolifération résultent les grandes tumeurs kystiques que l'on sait; mais à côté de ces grandes tumeurs on voit aussi se former des masses solides qui ne sont autre chose que des épithéliomes cylindriques, d'autres qui sont des épithéliomas tubulés, etc.; bref, toutes les variétés de tumeurs, et entre autres le carcinome, lequel est, en quelque sorte, le couronnement de cet étrange processus.

D'ailleurs, les formations kystiques de l'adénome hépatique ressemblent beaucoup, par leur seul aspect extérieur, aux tumeurs épithéliales avec formations kystiques, si bien décrites par Malassez.

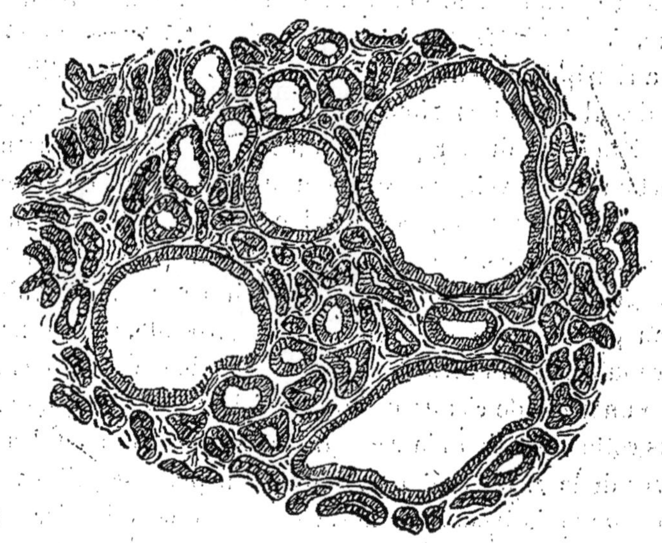

Fig. 3.

Dilatations kystiques des cylindres épithéliaux d'un nodule adénomateux. On peut juger d'après les dimensions d'un cylindre plein, quelles proportions considérables peuvent acquérir ces cavités.

Par leur contenu même elles ont cessé d'être de simples dilatations de la glande biliaire, car elles sécrètent une substance biliaire qui rappelle tout à fait le produit des épithéliomas mucoïdes.

D'autres nodules adénomateux au lieu de subir la transformation kystique, sont envahis par la graisse et dégénèrent. On peut assister à cette dégénération sur un petit nombre d'entre eux. Ceux-là seulement ont quelque tendance à s'envelopper d'une paroi scléreuse ; il est vraisemblable qu'ayant perdu tous les caractères de tissus vivants, ils réagissent sur les parties adjacentes comme des corps étrangers. Il en est, en effet, parmi ces adénomes dégénérés, qui ne présentent plus aucune apparence d'organisation histologique. Ce sont des amoncellements de globules huileux de toutes dimensions, séparés les uns des autres et maintenus en place par une faible charpente de tissu cellulo-élastique.

Quelle que soit la forme sous laquelle se présente un adénome, sa localisation, son lieu de formation dans le tissu hépatique, c'est toujours le parenchyme *lobulaire*. Dans les espaces il n'y a rien qui rappelle le travail de prolifération épithéliale des cellules glandulaires. Nous voulons dire par là que les pseudo-canalicules biliaires répandus dans la capsule de Glisson, au pourtour de la veine porte, n'ont aucune velléité de suivre le processus de transformation qui caractérise l'hépatite nodulaire. Tout se passe exclusivement dans la portion sécrétante de la glande. La portion excrétante est intacte ; elle n'est altérée qu'au point de vue de la cirrhose préexistante, en ce sens que les canalicules biliaires et les pseudo-canalicules sont enveloppés d'un tissu de cicatrice, infiltré d'éléments embryonnaires. Mais cette altération n'a rien que de commun à toutes les cirrhoses de la même espèce. Les artères hépatiques et les veines portes sont relativement saines. Beaucoup de ces dernières renferment des thrombus adénomateux dont nous parlerons ultérieurement ; c'est un accident local qui n'a rien à voir avec l'évolution adénomateuse primitive.

Les adénomes, qui, à l'œil nu, paraissaient en voie de transformation carcinomateuse sont, de beaucoup, les plus intéressants à étudier. Nous représentons ici, pour mieux rendre compte de ce que nous avons observé, une préparation au centre de laquelle on distingue un espace porte, avec deux sections transversales de veines portes, de canalicules biliaires et d'artères hépatiques. Autour de cet espace porte on voit le parenchyme glandulaire composé de tubes cylindriques remplis de cellules hépatiques.

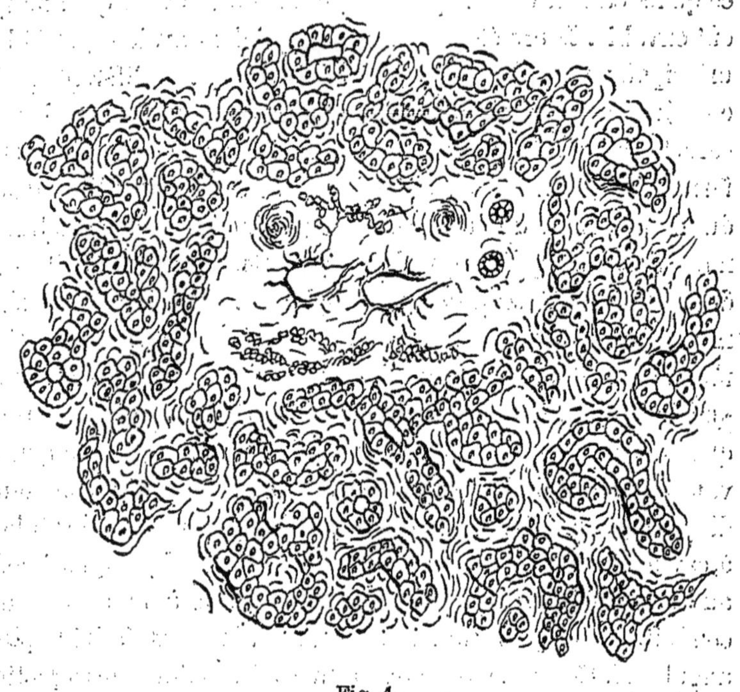

Fig. 4.

Le tissu scléreux de l'espace ne présente rien de particulier. C'est le tissu de toutes les cirrhoses. Cependant il semble, au premier abord, s'insinuer entre les tubes glandulaires, les dissocier, et faire ainsi une cirrhose intra-lobulaire. Il n'en est rien. Le tissu qui sépare les tubes est bien aussi un tissu de sclérose, du moins un tissu fibreux, mais il n'a rien de commun avec celui de l'espace porte. Il ne se compose pas de faisceaux serrés et compacts ; il n'étouffe pas les cylindres épithéliaux. Il se compose de petites cellules allongées, pâles, se colorant à peine sous l'influence du picro-carmin, mais conservant cependant leur noyau visible. Ces petits éléments conjonctifs sont assez fragiles, ils ont une certaine ténuité. C'est un stroma qui ressemble beaucoup plus à celui des tissus sous-muqueux qu'à celui des tissus fibreux proprement dits.

Comme ce stroma est très différent du tissu interstitiel du lobule, les cylindres épithéliaux qu'il contient diffèrent aussi de ce qu'ils étaient dans le principe, c'est-à-dire avant qu'il ne les eût envahis. Leurs éléments, qui jusqu'alors avaient gardé les principaux caractères des cellules hépatiques, prolifèrent, mais en même temps diminuent de volume. On sait que le protoplasma caractéristique des cellules chargées de sécréter la bile renferme des granulations spéciales, et se colore sous l'influence du picro-carmin d'une façon toute particulière. Or les cellules nouvelles, plus petites que dans l'adénome proprement dit, perdent une bonne partie de ce protoplasma. Ce qui en reste s'amoncelle au pourtour du noyau, comme les granulalations pigmentaires autour du noyau d'une cellule nerveuse. Il en résulte que la majeure partie de la cellule est plus pâle, plus rose que dans l'état précédent. En outre, l'ordre qui régnait auparavant dans le cylindre est troublé. Les cellules n'y sont plus disposées sur la face interne des parois, comme dans les tubes à cavité centrale, ou qui tendent à la formation kystique. Ainsi, au lieu de s'adosser par leur plus large base à la surface du conduit, elles s'y implantent souvent par leur extrémité la plus anguleuse. Ce sont, en d'autres termes, des cellules en raquette; elles ont un noyau clair, quelquefois difficile à distinguer du protoplasma devenu transparent et clair, et dans ce noyau apparaît un nucléole brillant très réfringent.

D'ailleurs, cette transformation ne se fait pas partout uniformément, au fur et à mesure que les interstices des cylindres sont envahis par le stroma conjonctif. On voit par exemple deux cylindres accolés, et qui renferment, l'un, les cellules cubiques granuleuses et pigmentées de l'hépatome cylindrique, l'autre, les cellules pâles et polymorphes, qui annoncent la prochaine apparition du carcinome.

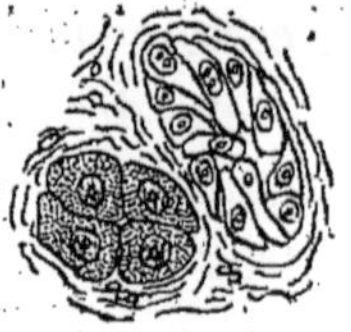

Fig. 5.

Deux cylindres coupés transversalement dans un adénome envahi par le tissu interstitiel. Le cylindre du côté gauche renferme encore des cellules hépatiques ; l'autre renferme des cellules claires, plus petites, polymorphes (cellules métatypiques).

Les cavités à contenu épithélial, à mesure que la prolifération les dilate, se rejoignent, s'accolent les unes aux autres, et leurs anastomoses se multiplient.

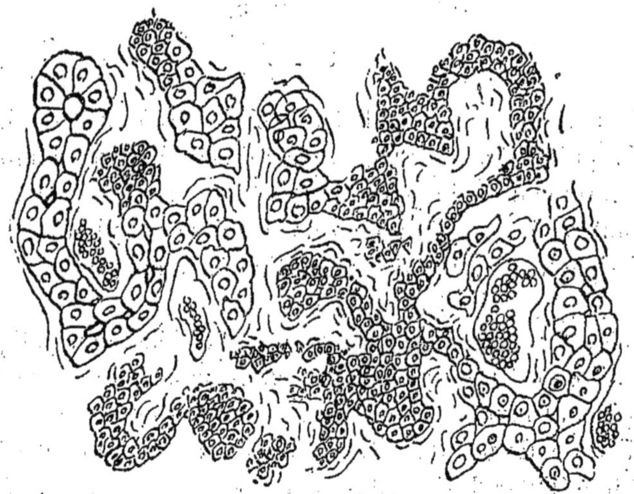

Fig. 6.

Bientôt ils ne subsistera plus de conduits cylindriques ; ce ne seront plus que des lacunes, des alvéoles communiquant entre elles et bourrées de cellules de toutes formes. En un mot, ce sera le *carcinome*, et il suffira, je pense, de montrer l'aspect d'une préparation pour n'avoir pas de description à faire.

Cette transformation carcinomateuse n'est pas l'aboutissant nécessaire de tout processus adénomateux. Ainsi, dans notre cas comme dans tous les autres, la dégénération graisseuse, l'en-

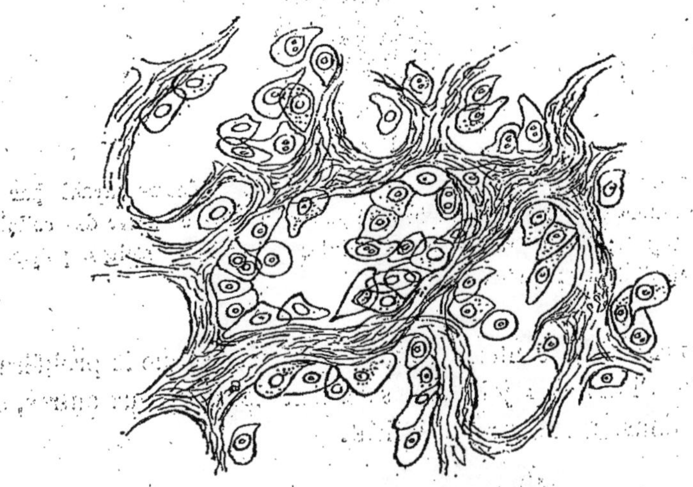

Fig. 7.

kystement (très rare), l'atrophie des cylindres épithéliaux sont représentés. Mais l'apparition du carcinome y domine. La grosse tumeur de la partie postérieure du lobe gauche n'était pas autre chose qu'un énorme carcinome, ni franchement squirrheux, ni franchement encéphaloïde, mais plutôt encéphaloïde que squirrheux.

Parmi les modifications auxquelles l'adénome hépatique est sujet, il en est une qui consiste dans la multiplication prodigieusement luxuriante de l'épithélium des cylindres sans infiltration de tissu interstitiel. Cette multiplication d'éléments finit par dilater les cavités cylindriques au point d'en faire de véritables kystes, bondés d'éléments polyédriques entassés les uns sur les autres comme les pavés d'une barricade. Cette forme de l'évolution adénomateuse témoigne d'une grande activité de la lésion. Cependant, il n'y a là rien qui rappelle la malignité du carcinome.

Dans notre observation, plusieurs adénomes présentaient cette particularité. On voyait même, au milieu de certains espaces portes, des amoncellements de cellules épithéliales, qui, à première vue, paraissaient constituer de petits foyers d'adénomes miliaires perdus dans le tissu conjonctif. Il ne s'agit là que de thromboses de tissu adénomateux à l'intérieur des veines portes. Il est vraisemblable que ces oblitérations totales ou partielles sont le résultat d'un transport de masses épithéliales, capables de se multiplier et de prospérer dans tous les milieux. La question, d'ailleurs, n'a pas à être résolue ici.

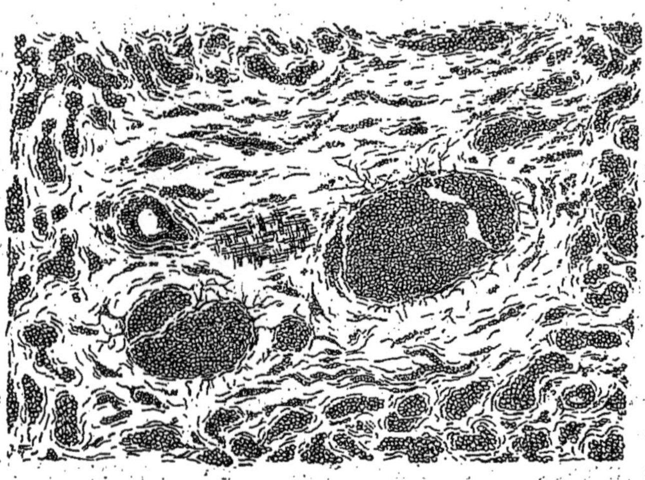

Fig. 8.

Un espace porte où l'on voit deux veines portes oblitérées par des cellules d'épithélium hépatique. (Thromboses ou embolies adénomateuses).

Nous voudrions compléter l'analyse microscopique de ce fait par la description des lésions des ganglions et de la plèvre. Ces pièces, malheureusement, ont été égarées. Mais il n'y a dans cette lacune, selon nous, que demi-mal, attendu qu'il était impossible de se méprendre sur leur nature. Quand les caractères macroscopiques sont à ce point démonstratifs, la preuve par le microscope est superflue. Or, il ne pouvait subsister aucun doute que la dégénération ganglionnaire et la formation des tumeurs pleurales fussent rigoureusement identiques à la masse cancéreuse du lobe gauche du foie. On peut donc, croyons-nous, considérer ces deux localisations extra-hépatiques du carcinome comme des foyers d'infection secondaire, comme des prémisses de généralisation.

IV.

Ce qui est vraiment exceptionnel dans l'observation qu'on vient de lire, ce n'est pas la grande dimension du cancer hépatique; ce n'est pas la transformation du tissu adénomateux en carcinome; ce n'est même pas l'envahissement ganglionnaire, c'est la tendance presque universelle des adénomes à subir cette transformation cancéreuse. Même dans la période initiale de l'hépatite nodulaire, et dans les points les plus éloignés du gros bloc cancéreux, par exemple dans la région antérieure du lobe droit du foie, on reconnaît à la nature du tissu intertubulaire et à la prépondérance de plus en plus grande de ce tissu, la prochaine apparition du cancer. Or, comme l'hépatite nodulaire est en quelque sorte localisée au foie, il semble que la transformation en cancer était réservée, dans un avenir restreint, à cet organe tout entier.

C'est un fait exceptionnel et peut-être, jusqu'à ce jour, unique en son genre que nous venons de rapporter. Mais il est de ceux qui peuvent expliquer les cas ordinaires. Si le cancer hépatique, et surtout le cancer qui se généralise, ne sont pas des complications plus fréquentes des cirrhoses, c'est sans doute parce que la maladie ne laisse pas à la lésion le temps de se transformer. Mais nous avons vu que, dans un nombre de faits déjà respectable, le cancer primitif du foie prenait naissance sur une cirrhose générale. Qui sait si, dans ces cas, l'adénome qui représente le stade intermédiaire entre l'irritation épithéliale banale et le carcinome, ne passe pas inaperçu parce qu'il dure peu, parce que la phase ultime du processus anatomique arrive trop vite?

Dans notre observation, il eût été probablement impossible de rattacher à l'hépatite nodulaire l'origine du cancer primitif du lobe gauche du foie, s'il n'y avait pas eu, pour nous obliger à admettre cette relation de cause à effet, toute la série des adénomes intermédiaires.

Voici donc ce qu'on peut conclure de tout ce qui précède :

La cirrhose *veineuse*, considérée jusqu'à ce jour comme une inflammation chronique simple, quoique systématisée, est *une des causes* de la dégénération adénomateuse du parenchyme hépatique.

Le carcinome hépatique *peut* procéder directement de l'adénome; et, une fois constitué, loin de représenter seulement une *phase histologique vulgaire* d'un processus irritatif, il se caractérise tout entier, par sa tendance à l'envahissement ganglionnaire et à la généralisation viscérale.

Donc le carcinome hépatique, lésion ultime, maligne et spécifique, provient d'une évolution anatomo-pathologique banale (en apparence), l'hépatite nodulaire, qui est d'ordre inflammatoire.

Cette sorte de syllogisme ne tend à rien moins qu'à prouver que le cancer primitif du foie est d'origine inflammatoire. Mais il n'implique point l'absence de spécificité du cancer ; car rien ne démontre que la cirrhose primitive, soit-disant *vulgaire*, n'ait pas, elle aussi, sa spécificité.

Paris. — A. Parent, imp. de la Fac. de médec., A. Davy, successeur, 52, rue Madame et rue M.-le-Prince, 14.

www.ingramcontent.com/pod-product-compliance
Ingram Content Group UK Ltd.
Pitfield, Milton Keynes, MK11 3LW, UK
UKHW020407250726
13967UKWH00006B/2513

9 782011 907196